DU RÉGIME ALIMENTAIRE

DANS LA

FIÈVRE TYPHOIDE

PAR

Le Dr Pierre LAMARLE

PARIS
G. STEINHEIL, ÉDITEUR
2, RUE CASIMIR-DELAVIGNE, 2
1900

DU RÉGIME ALIMENTAIRE

DANS

LA FIÈVRE TYPHOIDE

IMPRIMERIE A.-G. LEMALE, HAVRE

DU RÉGIME ALIMENTAIRE

DANS LA

FIÈVRE TYPHOIDE

PAR

Le Dr Pierre LAMARLE

PARIS

G. STEINHEIL, ÉDITEUR

2, RUE CASIMIR-DELAVIGNE, 2

—

1900

DU RÉGIME ALIMENTAIRE

DANS

LA FIÈVRE TYPHOIDE

AVANT-PROPOS

Au moment de quitter la Faculté de Médecine de Paris, c'est pour nous un devoir bien agréable de remercier les maîtres qui, pendant le cours de nos études, encouragèrent nos efforts et nous prodiguèrent leurs conseils. Que M. le Dr Gaucher, que M. le Dr Broca veuillent bien agréer l'assurance de notre profonde gratitude; ils furent nos premiers maîtres, l'un en clinique médicale, l'autre dans l'art chirurgical; ils nous montrèrent une grande bienveillance, et nous n'oublierons jamais l'intérêt qu'il n'ont cessé de nous témoigner.

Nous avons eu l'avantage de recevoir les magistrales leçons de M. le professeur Lannelongue et nous en garderons un souvenir bien vivace. Nous fûmes quelques mois l'élève de M. le Dr Comby; c'est à lui que nous devons nos connaissances en médecine et thérapeutique infantiles.

A la consultation chirurgicale de Saint-Louis, M. Legueu nous a donné un précieux enseignement et nous avons largement profité de ses démonstrations.

Parmi les heures les plus agréables de notre vie scolaire, nous comptons celles passées à la clinique d'accouchements Baudelocque, où M. le professeur Pinard nous a initié à la connaissance de l'obstétrique. Nous devons une large partie de notre science en cet art à M. Funck-Brentano, chef de clinique, que nous sommes heureux de pouvoir remercier ici.

Enfin, nous nous souviendrons toujours des savantes leçons que nous avons reçues de M. le professeur Cornil, à l'Hôtel-Dieu, où nous avons passé six mois en qualité de stagiaire de son service.

M. le professeur Cornil nous a fait le grand honneur d'accepter la présidence de cette thèse; qu'il veuille bien agréer l'hommage de notre profonde reconnaissance.

INTRODUCTION

Le traitement des maladies comporte plusieurs points, d'importance variable, suivant l'espèce morbide que l'on considère. Mais d'une manière générale, la question de l'hygiène du malade et en particulier de l'hygiène alimentaire prime ou égale tout au moins la thérapeutique proprement dite. Les aliments, en effet, pour amener le plus souvent des changements moins brusques et moins facilement saisissables que les médicaments, ont généralement une portée d'action plus longue. En tous cas, ils peuvent contrarier ou seconder l'action de ces derniers. C'est dans cet esprit qu'Huxham a pu dire au siècle précédent : « Ce que nous prenons par onces et par livres doit nous affecter pour le moins autant que ce que nous prenons par grains et par scrupules. » Il ne faut évidemment pas accepter cette réflexion au pied de la lettre, car, dans l'espèce, la notion de qualité a pour le moins autant d'importance que la notion de quantité. On doit simplement en retenir la place qui revient en thérapeutique à l'hygiène alimentaire. « Cette question est belle, dit Hippocrate, et touche à la plupart des points de l'art médical et aux plus importants. »

Dans les maladies fébriles, la question de l'alimentation a été l'objet de nombreuses controverses.

Pendant de longs siècles on suivit exactement les

préceptes qu'Hippocrate avait établis au sujet du régime des maladies aiguës.

Dans son livre sur le « Régime dans les maladies aiguës », le médecin de Cos s'exprime en ces termes : « Sans doute, dit-il, en un cas où la faiblesse est le résultat de la douleur et de l'acuité de la maladie, c'est un grand mal de faire prendre en quantité de la boisson, de la tisane ou des aliments, dans la pensée que la débilité provient de la vacuité des vaisseaux ; mais il est honteux aussi de ne pas reconnaître qu'un malade est faible par inanition, et d'empirer son état par la diète. » Et il ajoute avec non moins de bon sens : « Si un autre médecin, ou même un homme étranger à la médecine, venant auprès du malade et apprenant ce qui s'est passé, recommande de bien boire et de bien manger, ce que le médecin ordinaire avait défendu, il paraîtra avoir procuré un soulagement manifeste. Ce sont surtout ces cas qui, dans le public, font honte au praticien, car il semble que le premier venu, médecin ou étranger à la médecine, a pour ainsi dire ressuscité un mort. »

Les préceptes hippocratiques furent suivis par Galien, Celse, Aétius, Paul d'Egine. Ces médecins appliquaient une diète très sévère quand la maladie était dans la phase la plus aiguë. Ils permettaient seulement aux malades des tisanes et en particulier l'infusion d'orge mondé (πτισανή).

Dès ce moment cependant il y avait des dissidences et Pétron donnait de la viande à ses fébricitants.

Vers la fin du dix-huitième siècle, en 1780, apparut l'ouvrage de Brown, les « Elementa medicinæ », et une réaction commença en Angleterre. Brown conseillait une médication tonique et stimulante et faisait jouer un rôle important au régime alimentaire dans le traitement des maladies fébriles.

Longtemps après Brown, Graves reprit le combat pour l'alimentation dans les maladies fébriles et il y attachait telle importance qu'il voulait sur sa tombe une inscription rappelant qu'il nourrissait les fièvres.

En France, il fallut du temps pour que ces idées se généralisassent. Broussais, le chef de la doctrine physiologique, soumettait à la diète absolue les fébricitants. Pour lui, en effet, toutes les maladies fébriles dépendaient d'une irritation gastro-intestinale et le repos du tube digestif semblait la première indication à remplir.

Enfin, les doctrines de l'école de Broussais furent vigoureusement attaquées par de remarquables adversaires tels que Trousseau, Hérard, Monneret, etc. Ils montrèrent l'innocuité d'une alimentation sagement mesurée et les dangers d'une inanition prolongée. Ils attribuèrent en particulier à cette abstinence à outrance la fréquence des escarres chez les typhoïdiques. La victoire leur fut bientôt difinitivement acquise et en 1857, à la Société médicale des hôpitaux, tous les médecins furent d'accord pour reconnaître la nécessité d'alimenter les malades atteints d'affections fébriles.

Actuellement, on ne discute plus sur ce point, la quantité et la nature des aliments sont seules sujet à controverse.

Dans la fièvre typhoïde, un nouveau facteur intervient. C'est la localisation intestinale de la maladie. Il importe donc de ménager plus que dans tout autre cas le tube digestif en état d'infériorité manifeste. La maladie doit être considérée à la fois comme maladie générale et comme maladie du tube digestif, et les indications sont complexes.

Plusieurs pratiques se trouvent en présence et, si l'on est d'accord sur les principes et les grandes lignes, on rencontre de nombreuses divergences dans le détail.

Dans cette étude, notre but a été d'exposer et de classer les différentes méthodes en les comparant les unes aux autres. Nous n'en proposons pas de nouvelle. Notre travail est un simple essai de mise au point des diverses pratiques que nous avons vues en usage dans les services hospitaliers ou que nous avons rencontrées dans nos recherches bibliographiques.

Notre étude comportera deux grandes divisions. Dans une première partie nous prendrons l'alimentation du typhoïdique pendant la période fébrile ; dans une deuxième, nous examinerons le régime alimentaire de la convalescence.

PREMIÈRE PARTIE

Alimentation pendant la période fébrile.

Dans cette première partie, nous nous proposons d'étudier le régime alimentaire du typhoïdique depuis le moment où le médecin est chargé de le traiter jusqu'au jour où la température redevient normale.

Nous passerons en revue successivement les indications et les contre-indications qui se présentent à ce moment au point de vue du régime alimentaire, puis nous examinerons les différents régimes en pratique à l'heure actuelle.

§ 1. — Indications à remplir.

Dans les maladies fébriles, l'inanition est une source de dangers bien connue depuis les travaux de Chossat, de Bouchardat, de Marrotte. « L'inanition, dit Chossat, est la cause de mort qui marche de front et en silence avec toute maladie dans laquelle l'alimentation n'est pas à l'état normal. Elle arrive à son terme quelquefois plus tôt, quelquefois plus tard que la maladie qu'elle accompagne, et peut ainsi devenir une maladie principale, là où elle n'avait d'abord été qu'épiphénomène. »

L'inanition détermine un ordre de symptômes souvent

masqués par la maladie dominante sur laquelle ils se greffent.

Chez l'homme sain, l'indice habituel du besoin de prendre des aliments est la faim ; mais nombre de malades ne la ressentent pas.

Cependant l'inanition se manifeste par des signes qu'il importe de connaître.

« Elle diminue les sécrétions, la salive, le suc gastrique, rend la peau sèche ; cette sécheresse de la peau et des muqueuses est un signe lorsqu'elle survient à une période avancée et qu'elle coïncide avec une diminution de l'éréthisme fébrile. De plus, l'inanition imprime aux sécrétions un caractère de putridité qui, dans les fièvres continues, peut en imposer pour une forme adynamique de la maladie. L'haleine devient souvent acide, comme chez les femmes qui meurent de vomissements incoercibles. A ces phénomènes vient souvent se joindre le vomissement : la cause occasionnelle en est souvent l'usage prolongé et excessif des boissons émollientes et l'absence prolongée des aliments, double cause qui développe un éréthisme de l'estomac par atonie. Des troubles intestinaux, dont le principal est une diarrhée colliquative, puis le délire, subdelirium avec rêvasseries, souvent final, précédé ou compliqué d'adynamie, viennent clore la scène. » (Hirtz et Bernheim).

On a même décrit une fièvre d'inanition, véritable fièvre paralytique qui serait due à une modalité particulière des centres nerveux présidant à la régularisation de la température, et que la nourriture seule guérirait.

Quoi qu'il en soit, il importe de remédier à cette inanition dans la mesure du possible, et une alimentation bien comprise permettra d'éviter l'apparition de ces symptômes.

Une autre indication à remplir sera d'augmenter la quantité des sécrétions et de favoriser ainsi l'élimination des toxines.

Tout le monde sait que dans la fièvre typhoïde les sécrétions sont diminuées. On en a une manifestation facilement appréciable dans la sécheresse de la bouche et de la langue comme aussi dans la petite quantité des urines. Les sécrétions au niveau du tube digestif sont de même amoindries. Cependant, il y a augmentation de la production des produits de désintégration organique, en particulier de l'urée et des produits moins oxydés qui s'éliminent par l'urine. On admet également en général que l'acide carbonique est produit en excès.

A ces produits de désintégration s'ajoutent les substances toxiques extrinsèques sécrétées par les microbes.

Les bains réussissent d'ordinaire à provoquer la diurèse et à rendre la langue plus humide. Mais une alimentation liquide suffisamment abondante pourra être un bon adjuvant de l'action thérapeutique. Le lait, en particulier, a des propriétés diurétiques bien connues.

§ 2. — Contre-indications.

Parmi les contre-indications que l'on pourra rencontrer, les unes sont d'ordre général et peuvent être appliquées à toutes les maladies fébriles ; les autres, au contraire, sont spéciales à la fièvre typhoïde.

1° Contre-indications d'ordre général

Au nombre des premières, nous noterons surtout celles qui résultent de l'état du tube digestif dans les maladies fébriles, au point de vue de la facilité de la digestion et de l'absorption.

A. — **Diminution du suc gastrique.** — La fièvre diminue en de notables proportions la quantité du suc gastrique et sa qualité. La sécrétion de l'acide chlorhydrique est abolie ou considérablement amoindrie, ainsi que l'ont montré Manassein, Schelhoos, Uffelman, Gluzinski, etc.

La sécrétion des sucs intestinaux est encore plus défectueuse. On observe la diminution ou même l'abolition du suc pancréatique et parfois de la bile.

Et, quant à l'absorption, la capacité des organes digestifs a également fort diminué. Les villosités intestinales se prêtent d'autant moins à l'absorption que l'élaboration digestive est plus imparfaite. D'autre part, tout le réseau des lymphatiques est altéré dans la fièvre typhoïde ; les ganglions mésentériques sont enflammés ; l'absorption par les chylifères est troublée dans la plus grande partie du tube intestinal ; les boissons pénètrent dans le réseau de la veine porte (Dujardin-Beaumetz).

Il faudra donc se garder de donner au malade des aliments qu'il ne pourrait digérer dans l'état actuel de son tube digestif.

Ces aliments joueraient, en effet, le rôle de corps étrangers vis-à-vis des voies digestives dont ils provoqueraient l'irritation se manifestant par des vomissements ou une augmentation de la diarrhée. Cette élaboration difficile des substances ingérées peut être marquée par une élévation de température qui atteint son maximum au moment de la digestion.

On évitera ces inconvénients par un choix éclairé et par une administration modérée des aliments.

B. — **Introduction de substances toxiques.** — Il faut également savoir que certains aliments, et en particulier les viandes, sont susceptibles d'introduire dans l'organisme des substances toxiques qui rendront plus laborieuse encore la dépuration de cet organisme. On devra donc s'en abstenir ou, tout au moins, en faire usage en quantité modérée.

2° Contre-indications spéciales a la dothiénentérie

Parmi les conditions spéciales à la fièvre typhoïde, il faut tout d'abord noter la crainte constante des perforations et des hémorrhagies intestinales. Au moment de la période d'élimination des escarres, ce danger est à son maximum et on devra y songer continuellement. Il est donc nécessaire que les aliments soient parfaitement digérés et on ne donnera, à aucun prix, de substances alimentaires pouvant garder dans l'intestin une consistance solide. On se gardera également d'administrer à la fois de trop grandes quantités d'aliments, quels qu'ils soient.

A côté de ces notions capitales dont on devra constamment se préoccuper, nous citerons les contre-indications inconstantes qui pourront résulter de l'existence de vomissements répétés et même incoercibles liés parfois à des lésions typhoïdiques de l'estomac.

Il faudra encore tenir compte de l'état des reins qui peuvent être touchés au cours de la fièvre typhoïde. Par l'examen des urines, qui sera fait chaque jour, on reconnaîtra ces complications rénales.

§ 3. — Régime.

Le typhique est généralement alimenté par voie buccale. Cependant, on a préconisé l'alimentation par voie rectale. Nous en dirons quelques mots avant d'étudier l'alimentation par voie buccale.

1° Alimentation rectale

L'alimentation rectale permettrait de laisser l'intestin au repos tout en suffisant, pendant une période prolongée, aux besoins de l'organisme.

Se basant sur ces considérations, M. le Dr Queirolo, professeur à la Faculté de médecine de Pise, a expérimenté avec l'aide de ses assistants, les docteurs Gardi et Bertini, l'alimentation rectale dans 36 cas de fièvre typhoïde, en se servant pour cela de lavements nutritifs préparés d'après le procédé de von Leube légèrement modifié.

On prend 150 à 300 grammes de viande de bœuf de la meilleure qualité; on les hache finement et on les mélange avec 50 à 100 grammes de pancréas frais de veau bien dégraissé et bien trituré. Puis, on y ajoute 500 grammes d'eau tiède en tenant compte de ce fait que le pancréas perd de ses propriétés digestives à la température de 45°. On laisse le tout digérer dans un endroit frais, pendant un laps de temps qui varie de huit à douze heures, suivant la saison à laquelle on se trouve. On chauffe ensuite le mélange jusqu'à ébullition et on le passe à travers un tamis à larges mailles. Enfin, on ajoute un peu de graisse finement divisée (1/6 du poids total de la masse alimentaire), et on neutralise avec du bicarbonate de soude. On administre tous les jours quatre lavements nutritifs de 200 à 250 grammes chacun, à la température de 37° à 38°.

Pour mieux faire tolérer ces lavements, on peut y ajouter quelques gouttes de laudanum ; mais cette précaution est généralement superflue, les typhiques ayant plutôt tendance à garder trop longtemps le mélange nutritif introduit dans le rectum. Il est bon de faire précéder chaque lavement alimentaire d'un lavement d'eau bouillie destiné à nettoyer l'intestin.

L'injection du mélange nutritif est pratiquée lentement à l'aide d'un tube en caoutchouc suffisamment long pour atteindre l'S iliaque.

En procédant ainsi, M. Queirolo a pu chez ses malades continuer l'alimentation rectale pendant quinze à trente-cinq jours sans aucun inconvénient et sans aucun signe d'intolérance du côté du rectum.

Il va sans dire que, durant cette période, toute alimentation par la bouche était supprimée ; mais afin de stimuler la diurèse, on faisait absorber aux malades des boissons en abondance ; ils étaient, en outre, soumis à la balnéation méthodique, en même temps qu'on leur administrait du calomel à titre d'antiseptique intestinal et, au besoin, des toniques du cœur.

Les résultats obtenus par ce traitement ont été conformes aux prévisions. Sous l'influence de l'alimentation rectale on a vu, en effet, le météorisme, la diarrhée et les troubles nerveux s'atténuer d'une façon manifeste, et souvent on a noté des rémissions thermiques beaucoup plus accusées que celles qu'on note généralement au cours de la fièvre typhoïde. L'amaigrissement n'a jamais été plus marqué que pour les malades alimentés par la bouche. La diminution la plus considérable de poids du corps a été observée chez les quelques sujets auxquels, à titre d'expérience comparée, on administrait des lavements de bouillon et d'œufs non pancréatisés, ceux-ci étant moins bien absorbés par la muqueuse rectale.

Sur les 36 typhiques traités pas les lavements alimentaires, il s'agissait 17 fois de formes relativement légères de l'affection et, dans les 19 autres faits, la dothiénentérie a revêtu des allures plus ou moins graves. Dans le premier groupe une seule malade a succombé à un érysipèle intercurrent. Dans la seconde catégorie des cas, il y eut deux décès : l'une des malades est morte d'une méningite survenue à la période de convalescence ; l'autre a succombé à l'auto-intoxication, au vingt-huitième jour, d'une dothiénentérie très grave : toutefois, dans ce dernier cas, les lavements nutritifs n'ont pu être donnés qu'à partir du dix-neuvième jour de la maladie.

D'après M. Queirolo, l'usage des lavements alimentaires serait surtout indiqué lorsque les symptômes du côté du tube digestif sont particulièrement graves ; que la langue est très sèche, le météorisme considérable, la diarrhée intense, et que le malade éprouve une grande répugnance à ingérer les aliments. Dans les cas légers on peut se passer de l'alimentation rectale.

Les lavements nutritifs ne seraient contre-indiqués que si les lésions sont localisées au côlon (colotyphus). Quant aux hémorrhagies intestinales, elles ne sauraient constituer de contre-indications à l'alimentation rectale : c'est ainsi que dans un cas d'entérorrhagie, les lavements nutritifs furent commencés le jour même où survint cette complication et purent être continués sans aucun inconvénient.

2° Alimentation par voie buccale

C'est le procédé qui est presque universellement adopté.

Il comporte, au point de vue de la qualité et de la quantité des aliments, deux pratiques assez différentes. Les uns, qui forment l'immense majorité, ne donnent au typhique qu'une alimentation exclusivement liquide. Le lait, la limonade vineuse, le café, le bouillon dégraissé, un peu d'alcool constituent à peu près la seule nourriture du malade.

Les autres, qui sont en très petite minorité, font prendre au contraire au typhique une alimentation plus substantielle.

A. — **Première pratique.** — Nous examinerons d'abord la première pratique qui est de règle en France.

Le type est l'alimentation par la méthode de Brand.

Brand divise la marche de la fièvre typhoïde en trois périodes : la première est la période de lutte contre la fièvre

(Fieberkampf), la deuxième correspond à la rémission de la fièvre (Entfieberung), la troisième enfin est la défervescence (Entscheidung).

Dans la première période, on donne au malade un verre de liquide une demi-heure après sa sortie de chaque bain. Ce liquide peut être : du bouillon de bœuf, de veau, de poulet, du lait ou du café au lait.

Dans la deuxième période, on ajoute au régime précédent des potages sans pain, du jus de viande dégraissé, du chocolat à l'eau, trois ou quatre œufs frais, à peine cuits, sans pain, et un peu de vin.

Dans la troisième période, enfin, on peut joindre à l'alimentation une petite quantité de blanc de poulet, des poissons maigres frits et dépouillés de leur peau et de leurs arêtes, des cervelles frites, de la viande de bœuf hachée, etc. Il faut s'abstenir de graisse.

Quant à la boisson, elle consiste en eau pure ou additionnée de vin, en limonade citrique ou tartrique. Dans les formes adynamiques on administre une certaine quantité d'alcool sous forme de vin vieux, de vin d'Espagne, de champagne, de rhum ou de cognac.

De tous ces aliments, celui qui tient la plus large place dans le régime du typhique est le lait. On pourra le donner pur ou coupé d'eau de chaux ou d'eau de Vichy. On en fera prendre de deux à trois litres par jour à la période d'état de la maladie.

Le lait présente le grand avantage d'être digéré assez rapidement, de laisser peu de résidus, de réduire à leur minimum les fermentations et la putréfaction intestinales (Marini, Winternitz) et d'être diurétique dans le sens absolu du mot, la quantité de liquide rendue étant, en effet, supérieure à la quantité de lait ingérée.

En opposition avec ces avantages on a objecté qu'il était mal toléré (G. Sée), que ses albuminoïdes et ses graisses étaient de digestion difficile et qu'il n'agissait que par l'eau et les substances salines qu'il renferme (Dujardin-Beaumetz).

Quoi qu'il en soit, les avantages du lait paraissent actuellement hors de doute. Cependant il conviendra de le donner en observant certaines précautions.

On l'administrera par petites quantités à la fois. On le surveillera et on le fera bouillir, si l'on n'est pas sûr de sa provenance, afin de ne pas ajouter à la fièvre typhoïde une seconde infection intestinale. S'il est mal supporté, on pourra l'écrémer au préalable. Dans certains cas, le lait cru sera beaucoup mieux digéré que le lait bouilli.

Le lait et les autres liquides (bouillon de poulet ou d'orge, limonade vineuse, etc.) devront être absorbés en grande abondance.

M. le Professeur Chantemesse conseille de faire boire trois ou quatre litres de liquide à un adulte, deux à trois litres à un enfant suivant son âge.

Monneret accordait beaucoup d'importance à la quantité de liquide ingérée. Il demandait qu'on donnât aux typhoïdiques jusqu'à six litres de liquide par jour.

M. le Professeur Landouzy, Lichtheim (de Kœnigsberg), Maillart ont également insisté sur ce point.

M. le Professeur Debove a préconisé pour le traitement de la fièvre typhoïde la *diète hydrique*, dans laquelle les malades absorbent de six à huit litres de boissons par vingt-quatre heures. Il ne faut pas alors compter sur la soif du malade ; mais, au contraire, le solliciter fréquemment pour l'obliger à prendre ces grandes quantités de liquide.

Les malades soumis à cette alimentation rendent beaucoup d'urine, transpirent et ont la bouche humide.

Quelle que soit l'abondance de liquide ingéré, on devra faire boire les malades à intervalles rapprochés, toutes les dix minutes, pendant les périodes de veille.

Si le malade présente une répugnance marquée pour le lait, on pourra en masquer le goût à l'aide d'un peu de café, de kirsch ou de cognac.

A défaut de lait, on peut prescrire le képhir, qui est parfois toléré, alors que le lait ne l'est pas, et qui, par sa teneur en alcool, en acide lactique, est particulièrement indiqué comme tonique, comme antiseptique intestinal (Lyon).

Le bouillon sera bien dégraissé et très léger. On donnera autant que possible du bouillon de veau ou de poulet.

L'alcool a été employé d'une manière très variable suivant les époques et les pays.

Il a constitué une partie importante du traitement en Angleterre à la suite des enseignements d'Alison, Graves, Stokes et Todd.

Murchison réagit contre la tendance qui suivit. On a vu souvent, dit-il, administrer à des malades de 500 grammes à 1,000 grammes d'eau-de-vie par vingt-quatre heures. Il considère « que l'alcool agit plutôt comme un médicament que comme un aliment et qu'il présente plus d'analogie avec l'opium et la quinine qu'avec le lait et le thé de bœuf ».

A ce sujet Murchison pose les règles suivantes :

a) Les malades au-dessous de 30 ans se trouvent généralement mieux sans alcool.

b) Les malades adonnés à l'usage ordinaire de l'alcool doivent en prendre plus tôt et en plus grande quantité.

c) La plupart des malades au-dessus de quarante ans sont améliorés par l'alcool au commencement du deuxième septénaire de la maladie ou plus tôt.

d) La principale indication pour l'emploi de l'alcool est fournie par le pouls et l'état du cœur. Un pouls lent, mou, compressible, ondulant, irrégulier ou intermittent, demande de l'alcool. Lorsque les stimulants accélèrent le pouls, ils sont contre-indiqués; lorsqu'ils le ralentissent, ils peuvent être employés utilement.

e) Une peau sèche est une contre-indication, une transpiration profuse sans amélioration des symptômes généraux est une indication pour l'alcool. Cet agent est également nécessaire lorsque les extrémités sont froides et surtout lorsque la température du tronc est élevée.

h) Une langue sèche et brune est une indication pour les stimulants alcooliques ; lorsque, par leur usage, la langue se nettoie et devient humide, on doit les continuer.

i) Le délire n'indique pas toujours l'emploi de l'alcool. Tout dépend de l'état du pouls; si le délire augmente sous l'influence de l'alcool, il est probablement nuisible; si le malade devient tranquille, il faut en poursuivre l'usage.

k) Règle générale, l'alcool est contre-indiqué lorsqu'il y a une céphalalgie intense, un délire aigu et bruyant, une peau sèche, une coloration rouge des téguments, une injection des yeux et pas de troubles de la circulation. Si l'on emploie l'alcool dans ces circonstances, on ne doit l'administrer que dans les paroxysmes du délire.

l) La prédominance de l'état typhoïde (*stupeur, tremblements, subdélirium, soubresauts, évacuations involontaires*, etc.) demande de l'alcool.

m) Lorsque l'urine est rare, d'une gravité spécifique faible, contenant peu d'urée et beaucoup d'albumine, l'alcool est contre-indiqué.

n) Règle générale : la présence des complications est une indication pour les stimulants.

B. — **Seconde pratique.** — A côté de cette pratique, généralement adoptée en France, nous dirons quelques mots d'une pratique plus hardie, préconisée à l'étranger par divers médecins.

Puritz conseille d'alimenter les typhoïdiques d'une manière substantielle en leur donnant du bouillon, du lait, du pain et beaucoup d'eau.

En déterminant les ingesta et les excreta, ainsi que la diminution du poids du corps, Puritz arrive aux résultats suivants :

« Les typhiques sont à même de digérer une quantité notable d'albuminoïdes, et dans la période fébrile, et plus tard, lorsque la fièvre commence à tomber. »

« La digestion des albuminoïdes se fait aussi bien, pendant la période fébrile, lorsqu'on administre beaucoup de ces substances que lorsqu'on en donne peu. »

« Une alimentation riche en albuminoïdes augmente la quantité d'urée chez les typhiques. »

« La désassimilation des substances albuminoïdes diminue pendant une alimentation abondante, malgré l'intensité des échanges organiques. »

« Le poids du corps et l'excrétion de l'azote diminuent un peu moins par jour lorsque l'on nourrit bien les typhiques. »

« L'urine augmente si le typhique se nourrit bien et s'il boit abondamment ; cette alimentation n'exerce aucune influence sur l'apparition de l'albumine dans l'urine. »

« Ce régime n'élève pas la température des typhiques. »

« Un pareil régime ne trouble pas les fonctions stomacales, il fait cesser la diarrhée et produit même une légère constipation. »

« Sans prolonger la période fébrile, un semblable régime ne produit ni complications, ni récidives et hâte la convalescence. »

Gournitzki conseille le régime suivant pour les typhoïdiques :

A huit heures du matin, thé au lait et pain ; à 10 heures, lait ; à 1 heure ou à 2 heures, dîner composé de potages gras, bouilli, boulettes de hachis ou bifteck ; hareng à titre d'apéritif ; à 6 heures, potage ; à huit heures, thé au lait ou avec du pain. De plus, les malades prennent tous les jours de 1 à 3 œufs à la coque, et parfois de la purée de pommes de terre comme légume au dîner ; vin généreux dans les cas graves.

Chez les malades soumis à ce régime, la langue était bien moins chargée et restait toujours humide ; l'état général était meilleur, le délire moindre, les fonctions intestinales régulières, la convalescence plus rapide que d'habitude.

Une fois seulement on a noté des vomissements, et, une fois du météorisme. Jamais on n'a vu de complications intestinales, ni perforation ou hémorrhagie.

La mortalité a été de 2,66 p. 100, tandis qu'à la même époque elle a été de 10 à 20 p. 100 dans les autres hôpitaux de la ville.

En se basant sur ces données, l'auteur conclut que la suralimentation des typhiques, loin d'être nocive ou d'exposer à des accidents graves, rend au contraire de réels services. Cette opinion a d'ailleurs été et est défendue par S. P. Botkine, Manessein, Tchoudnovsky et leurs élèves, qui à la suite d'expériences et d'observations cliniques, sont arrivés aux mêmes conclusions.

Quoi qu'il en soit, ce régime n'ayant pas été mis en pratique en France à notre connaissance, nous nous garderons d'émettre à ce sujet un avis quelconque.

SECONDE PARTIE

Convalescence de la fièvre typhoïde.

La convalescence de la fièvre typhoïde régulière commence au jour où la température descendante atteint 37°. Le stade amphibole, survenant au moment où l'évolution morbide semble à peine se ralentir, est déjà un présage de convalescence prochaine ; le stade des oscillations descendantes l'a suivi ; en cinq ou six jours, dans les formes les plus communes, la température, progressivement descendante, atteint 37°. Le malade est plus pâle, plus amaigri, plus désemparé que jamais et son aspect, en quelque sorte paradoxal, ne reflète pas encore la paix profonde de l'organisme. Cependant, toute virulence est épuisée. La température descend au-dessous de la normale ; le malade qui, jusqu'à présent, n'éprouvait aucun besoin d'alimentation, et qu'on était obligé en quelque sorte de violenter même pour faire boire, sent son appétit s'éveiller et la faim devenir de plus en plus violente les jours suivants.

Mais des complications peuvent survenir ; si jusqu'à présent on a eu comme règle de ne donner d'autre nourriture que le lait, ou des liquides, quand commencera-t-on à alimenter le typhique convalescent ?

S'il existe ou s'il survient des complications, quelle conduite tiendra-t-on au point de vue de l'alimentation ? Enfin si on décide d'alimenter, quelles règles devra-t-on suivre ?

§ 1. — Quand peut-on commencer l'alimentation du typhique convalescent ?

Sur ce point encore la conduite et les avis des cliniciens sont divers. Les uns veulent alimenter dès que la température descendante atteint 37° le matin, la température du soir ne dépassant pas 38°.

D'autres, et c'est la majorité, ne donnent d'aliment que lorsque la température se maintient depuis quelques jours à 37° et même au-dessous de 37°.

Enfin, un certain nombre d'auteurs, et parmi eux le professeur Hayem, attendent le dixième jour après la défervescence.

Quelle conduite adopter ? Quelles sont les raisons qui militent en faveur de l'alimentation précoce ? Quels sont les motifs invoqués par les auteurs qui attendent le dixième jour ? enfin quels sont les résultats comparatifs des différentes méthodes ?

1° Alimentation précoce

En faveur de l'alimentation précoce, on peut invoquer les mêmes raisons que pour l'alimentation pendant la maladie même, sans qu'il soit possible d'opposer les objections aussi sérieuses que celles contre-indiquant l'alimentation solide pendant les phases de pleine évolution des lésions ulcéreuses de l'intestin grêle.

De plus, à la période de convalescence, de nouvelles raisons surviennent, qui sont la dénutrition profonde et la sensation de faim parallèle à l'amaigrissement.

A. — **La faim chez le typhique convalescent.** — La faim est un des bons symptômes de la convalescence du typhique ; elle apparaît plus ou moins tôt ; chez la plupart des malades, elle se montre dans les derniers jours du stade des oscillations descendantes, avant que la température ait encore atteint 37°. Elle augmente progressivement les jours suivants et dans la majorité des cas, elle finit par devenir un besoin impérieux, exaspérant, une véritable voracité.

Il est souvent bien difficile de résister aux demandes exigeantes des malades qui réclament à grands cris de la nourriture ; et à l'hôpital, il faut redoubler de surveillance ; leur insistance obtient souvent, de la complaisance d'un voisin, les aliments que les médecins leur refusent. Cette sensation de faim est bien plus précoce chez les malades baignés que chez les autres.

L'absence de cette faim ardente du typhique peut avoir une valeur pronostique et faire dans quelques cas prévoir une complication, une rechute par exemple, surtout si elle coïncide avec l'absence de la triade de convalescence de Hanot dont nous parlerons plus loin : hypothermie, polyurie, ralentissement du pouls.

B. — **L'amaigrissement et l'inanition chez le typhique.** — Cette sensation de faim vorace est la traduction de la dénutrition profonde du typhique. Pendant la longue période de fièvre, le malade a fait les frais de ses températures élevées aux dépens de ses tissus. Robin a publié un travail important sur la nutrition chez le typhique. Il a montré qu'un typhique qui ne mange pas élimine une quantité de matériaux solides plus considérable que celle rendue par un adulte bien nourri. Il en résulte un amaigrissement s'élevant en moyenne à 240 grammes par jour. Le malade arrive donc lentement amaigri à la période de convalescence. De plus, l'amaigrissement, qui a été surtout marqué au 3e septénaire, subit encore une exagération au début de la convalescence ; cela coïncide avec la polyurie et l'augmentation de l'excrétion de l'urée qui marquent l'entrée du typhique dans la période de convalescence. En revanche, dès que le malade se remet à manger, il augmente assez vite et progressivement de poids.

L'inanition, conséquence de ces phénomènes de dénutrition marquée, ne va pas toujours sans quelques inconvénients, et dans les fièvres typhoïdes longues, diverses complications en découlent.

C'est ainsi qu'on peut voir apparaître du délire, délire d'inanition, des vomissements, de la diarrhée.

Le délire d'inanition est un délire calme, sans excitation ; il paraît entretenu par des hallucinations incessantes, qui n'inspirent ni effroi, ni terreur au malade. « Le malade, dit Becquet, marmotte des mots dont on ne saisit pas le sens ; les yeux fixés sur quelque objet imaginaire, il étend la main dans le vide comme pour saisir ce qu'il croit voir ; au début, ce n'est que par intervalles qu'il ne reconnaît plus les personnes qui l'entourent ; plus tard, il ne reconnaît plus même les personnes les plus chères ; on peut cependant encore retenir son attention en lui parlant ; il cherche à répondre, le fait intelligemment, et reprend presque aussitôt son délire dès qu'on l'abandonne à lui-même.

A une époque plus avancée, il semble ne plus entendre, et continue à parler plongé dans un état comateux. »

Nous avons décrit ce délire, parce que, si on sait le reconnaître et poser l'indication thérapeutique, il guérit bien par l'alimentation.

Le vomissement peut se montrer en même temps que le délire et compliquer singulièrement le diagnostic, faisant croire, par exemple, à une méningite. Il est moins fréquent que le délire. La diarrhée est encore plus rare, mais est un signe d'inanition ultime qui contribue à exagérer les pertes de l'organisme.

Tous ces symptômes appellent un remède : l'alimentation.

Trousseau s'exprime ainsi à ce sujet : « La convalescence de la fièvre typhoïde est quelquefois entravée par des troubles gastriques, qui, si l'on n'y fait pas une grande attention, peuvent tromper les médecins, parce qu'ils paraissent indiquer une intervention thérapeutique tout opposée à celle qui est réellement utile. Ce sont les vomissements et la diarrhée qui se manifestent surtout chez les individus épuisés par l'abstinence. La plus petite dose des aliments liquides, les tisanes, sont aussitôt rejetées par la bouche, et le nombre des évacuations alvines augmente considérablement. La température du corps s'abaisse notablement. Dans la pensée que les forces de l'estomac sont insuffisantes, on donne au malade du lait coupé, des bouillons de poulet, etc. et les troubles augmentent. Le meilleur moyen de combattre ces accidents est au contraire de donner des aliments solides, de la viande grillée, rôtie, des boissons fermentées. Sous l'influence de ce régime, le tube digestif reprend peu à peu ses habitudes et digère bientôt comme auparavant; les vomissements s'arrêtent et la diarrhée cède progressivement. » (Trousseau. *Clinique médicale de l'Hôtel-Dieu*, 2e édition. Paris, 1865.)

Les indications de la précoce alimentation sont donc la faim du malade et son état plus ou moins prononcé d'inanition.

2° Alimentation tardive

Les partisans de l'alimentation tardive dans la convalescence de la fièvre typhoïde donnent comme raisons : les lésions anatomiques du tube digestif et la crainte des rechutes.

Les ulcérations de l'iléon ne sont pas toujours complètement cicatrisées au début de la convalescence, tant s'en faut ; le gros danger est alors la perforation intestinale possible ; l'hémorrhagie est moins à craindre. Souvent, en effet, la perforation intestinale est survenue à la suite d'un écart de régime du sujet ; on comprend comment la paroi intestinale, amincie et friable, peut se déchirer et se rompre sous l'influence d'une alimentation inintelligente qui distend l'intestin, détermine ses contractions, et surtout le traumatise par les particules alimentaires.

Le gros danger, c'est l'alimentation trop abondante et surtout l'aliment solide ; en revanche, il est très rare que des perforations soient survenues avec une nourriture modérée et excluant les aliments solides.

D'ailleurs, la persistance des ulcérations intestinales peut être soupçonnée par la continuation de la fièvre, qui oscille autour de 38°, l'état de la langue, et la présence d'une sensibilité assez marquée à la pression dans la fosse iliaque droite, au niveau de la terminaison de l'iléon ; ce sont là des contre-indications à l'alimentation.

La crainte des rechutes est le second argument. Mais d'abord il n'est pas absolument prouvé que l'alimentation précoce détermine par elle-même des rechutes, et chez les malades que nous avons pu suivre, nous n'avons pas vu que la rechute fût plus fréquente avec l'alimentation précoce. D'autre part, l'alimentation tardive ne préserve pas des rechutes ; nous en avons observé deux fois chez des malades qui, au huitième jour de la convalescence, n'avaient encore pris que des potages.

Enfin, ajoutons que, dès qu'on voit la rechute se dessiner par l'ascension progressive de la température, il est toujours possible de supprimer l'alimentation et de revenir au régime lacté.

De plus, il est jusqu'à un certain point possible, sinon de prévoir, du moins de soupçonner l'éventualité d'une possible rechute et cela par la réunion des signes suivants, sur lesquels insistait Hanot : pour Hanot, la convalescence vraie est annoncée par un syndrome invariable et constant, témoignant que l'action infectieuse est terminée. Ce syndrome se compose des trois éléments suivants : Hypothermie, ralentissement du pouls, polyurie.

La température baisse, tombe à 37°, 37° et quelques dixièmes ; il ne faut pas se hâter de conclure pour cela et sur cette seule constatation, que la maladie est finie ; si le thermomètre ne descend pas au-dessous de 37°, si le pouls ne s'est pas ralenti (il est à noter à ce propos que, même pendant la période fébrile, le pouls n'est jamais rapide en dehors des complications), si les urines ne sont pas revenues claires et abondantes, on est en présence d'une simple accalmie, et la rechute se fera de quatre à douze jours après. Il y a donc un syndrome de convalescence : avec les trois éléments hypothermie, bradycardie, polyurie.

« L'hypothermie est ordinairement minime, la température baisse un peu au-dessous de 37°, rarement au-dessous de 36°, et dans deux ou trois jours en moyenne.

Le pouls descend rarement au-dessous de 60 ; il est assez large, peu tendu ; le dicrotisme a disparu.

Les urines devenues abondantes, claires et alcalines, contiennent davantage de matières extractives ; l'urée a augmenté et les chlorures sont revenus au taux normal. »

Dès qu'on a noté le syndrome de convalescence, tout processus fébrile ultérieur ne peut plus, pour Hanot, être considéré comme fonction de rechute. Tant qu'on ne le trouve pas, les rechutes sont à craindre. Il serait facile de tirer de là une règle alimentaire.

Disons de plus qu'on a noté encore, comme pouvant faire prévoir une rechute, la persistance de la tuméfaction splénique appréciable à la percussion.

3° Résultats comparés de l'alimentation précoce et de l'alimentation tardive

Nous avons suivi, pendant l'épidémie de l'année 1899, à l'hôpital Saint-Antoine, dans différents services, des typhiques alimentés suivant les deux méthodes. Avec les deux nous avons observé des rechutes, de nombre et de gravité peu différents.

Dans le service du Dr Béclère, sur 64 typhiques, de juin à novembre, nous avons assisté à 3 rechutes : deux ont été bénignes ; la troisième grave, à forme adynamique, est survenue à la suite d'une fièvre typhoïde, qui, elle-même, avait été exceptionnellement grave. On a l'habitude, dans le service de M. Béclère, de donner de bonne heure des aliments.

Dans le service du Dr Siredey, où l'alimentation est au contraire très tardive, comme nous le disons plus loin, nous avons également vu 2 rechutes et cela sur 48 malades, observés de juillet à novembre. La proportion n'est pas sensiblement différente. Elle se rapproche de celle de 4,2 pour 100 donnée par Podanowski dans une statistique portant sur un grand nombre de cas, 1,559 typhiques soumis à des régimes alimentaires très divers. Nous n'avons pas vu de perforation survenir chez des malades en traitement à l'hôpital, soumis à un régime régulier.

2. — Complications de la période de convalescence qui peuvent contre-indiquer, faire retarder ou faire suspendre l'alimentation.

Pendant la période de convalescence, on peut voir survenir des états divers qui font obstacle à l'alimentation : ce sont soit des rechutes, soit des complications viscérales telles que la néphrite typhique.

Un certain nombre de ces complications sont annoncées par une recrudescence de la température ; il faut donc continuer à prendre la température du typhique convalescent qu'on alimente et en surveiller les écarts.

1° La fièvre dans la convalescence de la dothiénentérie

La plupart des complications de la période fébrile sont susceptibles d'apparaître après la chute de la température; la fièvre due à une pneumonie congestive, à une perforation intestinale, etc., n'offre pas de difficulté de diagnostic, ni d'intérêt spécial.

Les difficultés commencent quand la fièvre est la seule manifestation d'une complication latente ; il faut alors en rechercher la cause par une étude minutieuse des diverses fonctions et un examen complet des différents organes.

La grosse crainte au point de vue de l'alimentation sera celle d'une rechute, car il y aura là indication formelle de suspendre l'alimentation, la reproduction de lésions ulcéreuses intestinales offrant les mêmes dangers que pendant la période d'état.

La fièvre de la rechute est d'ailleurs par elle-même très caractéristique.

Elle se manifeste par une élévation progressivement ascendante de la température, analogue de tout point au stade des oscillations ascendantes du début de la fièvre typhoïde, en différant peut-être par ce fait que souvent le plateau qui suit n'est pas toujours aussi élevé ; en même temps, on peut voir se reproduire la diarrhée et une nouvelle éruption lenticulaire. Ces rechutes ne surviennent à peu près jamais après le treizième jour; elles ne seraient pas à craindre, d'après Hanot, quand on a constaté la triade symptomatique de convalescence : hypothermie, ralentissement du pouls et polyurie. Il est évident que, dès qu'on soupçonne une rechute, il faut suspendre l'alimentation ; et l'aspect caractéristique de la courbe thermique, oscillations progressivement ascendantes, constatées trois soirs de suite, doit faire conclure à la rechute et supprimer les aliments.

D'autres élévations thermiques sans cause apparente peuvent se produire, qu'il ne faut pas confondre avec la fièvre de la rechute. Le professeur Potain en a tracé récemment une belle étude d'ensemble.

« Il y a tout d'abord des cas, où au cours de l'apyrexie, qui semblait définitive, on voit le thermomètre s'élever inopinément de 1 à 3 degrés au-dessus du niveau habituel. Cette élévation de température, qui peut persister de deux à cinq jours, coïncide avec la reprise de l'alimentation solide. C'est ce qu'on appelle la fièvre d'alimentation, febris carnis. Elle constitue un accident passager et de peu de gravité. »

Cette ascension thermique est encore bien plus marquée si le malade fait un écart trop brusque de régime.

Cette fièvre d'alimentation doit être une cause de surveillance, de régularisation très méthodique de l'alimentation, mais ne saurait pas la faire supprimer.

A côté d'elle, il faut placer, comme s'en rapprochant beaucoup au point de vue physio-pathogénique, la fièvre d'émotion et la fièvre de fatigue. C'est un fait bien connu que les jours de visite dans un hôpital, les fébricitants et les convalescents ont facilement une élévation thermique de un degré. Parler, lire, discuter, cela donne très bien un petit accès fébrile. Le lever pour la première fois est souvent pour un typhique guéri l'occasion d'une ascension thermométrique. Il faut savoir dépister toutes ces causes de fièvre pour ne pas donner aux renseignements du thermomètre une signification fâcheuse qu'ils ne doivent point avoir. L'explication commune de ces petits accès fébriles est, ainsi que l'a bien exposé le professeur Bouchard, dans la débilité nerveuse des convalescents. Le système nerveux affaibli est impuissant à régulariser la thermogénèse comme chez un homme vigoureux. La thermorégulation se fait chez les convalescents par des réflexes vaso-moteurs exagérés, c'est-à-dire qu'elle se fait mal, et la moindre cause d'hypothermie produit chez eux une élévation thermique très notable.

A côté de la fièvre d'alimentation, de la fièvre d'émotion et de fatigue, il faut placer au premier rang, parmi les accidents latents susceptibles de provoquer des ascensions thermométriques, la coprostase (Potain).

A la suite d'une maladie, dont la diarrhée est un des principaux symptômes, il semblerait d'abord que l'intestin doive se vider facilement. Cependant on voit souvent, dans la convalescence, les garde-robes se faire rares, le ventre se ballonnant et la température remontant; le diagnostic est alors facile; on administre un laxatif, la température tombe. Cette fièvre de constipation paraît due, dit le professeur Potain, à la résorption de substances pyrétogènes; aussi les purgatifs ont-ils quelquefois pour premier effet de l'exagérer en favorisant la résorption par la dilution des matières fécales. Le diagnostic de la coprostase, cause de fièvre, est parfois difficile, car le ballonnement du ventre peut faire défaut et la diarrhée masquer la constipation.

La palpation trouve alors les côlons distendus, gargouillant. En cas de doute, il vaudrait mieux suspendre l'alimentation et attendre le résultat d'un purgatif.

On peut ranger avec ces faits ceux où la fièvre reconnaît comme cause une véritable entérite chronique (Potain). Il ne s'agit plus de l'entérite spécifique de la période d'état, mais d'une entérite consécutive, qui le plus souvent reste localisée à l'intestin grêle et qui est d'ordinaire provoquée par une alimentation prématurée ou mal appropriée. Cette entérite se caractérise à peu près exclusivement par une fièvre modérée, un léger ballonnement, de la sensibilité du ventre, l'absence de la sensation de la faim ordinaire du typhique convalescent, et quelquefois un peu de diarrhée. C'est là une indication de supprimer ou tout au moins de régler soigneusement l'alimentation. Les accidents disparaissent quand on modifie le régime alimentaire; « le lait pris par quantités minimes et assez espacées est particulièrement indiqué » (Potain).

En dehors de ces causes et de toute lésion appréciable, Biermer, cité par Merklen, signale chez les typhiques convalescents une fièvre secondaire (Nachfieber), manifestée par des accès intermittents modérés, se reproduisant le soir de façon irrégulière pendant plusieurs jours ou plusieurs semaines. Pour ces malades, Merklen conseille de les laisser au lit et de leur donner les aliments substantiels, mais de digestion facile (lait, œufs, viande crue râpée dans du bouillon), en surveillant toujours la température, et de leur prescrire de l'extrait mou de quinquina 2 à 4 grammes par jour ; si les accidents se prolongent, de les transporter à la campagne.

Peut-être faut-il voir, dans cette fièvre secondaire de Biermer, la traduction de l'entérite chronique que signale M. le professeur Potain.

Toutes les complications infectieuses locales sont possibles au cours de la convalescence du typhique comme au cours de la période fébrile (bronchopneumonie, pneumonie congestive, abcès disséminés, phlébites, etc.).

Elles sont en général faciles à diagnostiquer et aucune ne contre-indique de façon absolue un retour modéré à l'alimentation.

2° Complications rénales

Il est une sorte de complications qui doit nous arrêter : ce sont les *complications rénales*, soit qu'il s'agisse d'infection secondaire ascendante sous forme de pyelo-néphrite, soit, beaucoup plus souvent, qu'on ait affaire à la néphrite épithéliale d'origine sanguine, la néphrite typhique classique.

Toutes deux contre-indiquent une alimentation autre que le régime lacté.

L'albuminurie est un phénomène presque constant de la période aiguë de la dothiénentérie ; il fait partie de l'uro-réaction typhique. En général, elle disparaît complètement à la période des oscillations descendantes. Quelquefois, quand l'atteinte rénale a été un peu plus prononcée, on voit l'albuminurie persister très modérée pendant une dizaine de jours du début de la convalescence ; enfin, dans le cas où l'atteinte rénale a été plus sérieuse, dans les cas où le rein avait déjà été touché avant l'infection typhique, l'albumine persiste plus ou moins abondante et ne cède pas toujours complètement à une longue période de régime lacté.

Quoi qu'il en soit, à quelque degré qu'elle se montre, l'albuminurie est une indication formelle d'alimentation lactée exclusive, curative des lésions rénales actuelles, prophylactique des néphrites chroniques ultérieures.

Bien plus, chez les malades qui auront présenté une albuminurie appréciable encore au début de la convalescence, il est d'une importance capitale de revoir de temps en temps les urines, même un certain temps après la constatation de la disparition de l'albumine, pour s'assurer que l'albuminurie ne se reproduit pas avec l'alimentation.

On trouvera plus loin, dans nos observations, l'histoire d'une typhique chez qui l'albuminurie, après une période de disparition, reparut avec l'alimentation au bout d'un certain temps, si bien que survint l'urémie avec accès éclamptiques. Il est donc de toute nécessité de laisser au régime lacté les typhiques encore albuminuriques, de surveiller les urines des typhiques jadis albuminuriques et soumis à l'alimentation, et de rétablir le régime lacté au moindre retour offensif de l'albuminurie.

Sous ces conditions, et ces réserves faites, du jour où on décide d'alimenter un typhique convalescent, quelles règles, quelles précautions doit-on observer?

§ 3.— Règles générales pour l'alimentation du typhique convalescent.

La convalescence, qui inaugure le retour à la santé, se ressent encore trop du trouble qui l'a précédée pour ne pas être l'objet de soins diététiques minutieux ; elle les réclame peut-être encore plus que les périodes antérieures, précisément parce que l'amélioration de l'état pathologique, la progression vers l'état physiologique sont l'occasion pour le malade de nombreuses illusions sur ses forces réelles, sur l'intégrité de ses organes et leurs aptitudes fonctionnelles (Hamelin).

Hippocrate disait, avec cette haute raison qu'on ne se lasse pas d'admirer, qu'il fallait « restaurer avec lenteur les corps amaigris lentement et rapidement les corps amaigris en peu de temps ». (Aphor. 7, sect. II.) La progression devra être d'autant plus lente que plus prolongée aura été la maladie et que les organes dont on veut rétablir l'activité auront été plus profondément touchés ; dans la fièvre typhoïde, où le tube digestif a subi le premier et le plus rude assaut, il faudra donc conduire pas à pas le retour progressif au régime alimentaire commun. Chez tous les convalescents, d'ailleurs, quand un régime consistant et copieux succède tout à coup à une alimentation liquide et légère, il survient des indigestions plus ou moins graves avec ascensions thermiques.

D'ailleurs, chez les individus déprimés, affaiblis par les maladies antérieures, il n'est besoin pour le maintien de la nutrition que d'une ration très inférieure à celle d'un organisme bien nourri et il n'y a aucun avantage à ne pas procéder graduellement ; un excès d'alimentation n'avancerait en rien la réparation ; il ne resterait jamais qu'une fraction alimentaire s'annexant aux tissus, le surplus étant inutilisé.

« Dans une série d'observations prises par Renek chez un typhique pendant vingt jours successifs, on voit qu'une nourriture, composée les premiers jours de 750 à 1,000 grammes de lait, quatre œufs, et 500 grammes de soupe grasse, fournit pendant les quatre premiers jours une perte de 45 à 60 d'albumine sur 66 à 80 parties ingérées, c'est-à-dire à peu près le total de l'albumine introduite ; mais à partir du quatorzième jour (deuxième jour de l'usage de la viande) l'adaptation de l'azote commença et se traduisit par 17 à 27 sur 100 à 140 grammes d'albuminates » (G. Sée). Il n'y a donc aucun intérêt à vouloir aller trop vite ; il n'y a rien à gagner, il n'y a que des risques à courir.

Donc inutilité d'une part, dangers d'autre part d'un retour sans transition à une alimentation abondante, voilà des points hors de doute et la grande règle générale admise partout dans le régime des convalescents.

Par quels aliments commencera-t-on ? que peut-on donner d'abord sans inconvénient et avec avantage ?

On ne doit pas passer d'un seul coup d'une alimentation liquide à une alimentation solide et cela pour deux raisons : D'abord les aliments solides sont plus difficiles à digérer ; d'un autre côté, les particules solides offriraient aux parois de l'intestin, encore fragiles, incomplètement cicatrisées, présentant même quelquefois des plaques franchement ulcérées quoique sans réaction morbide, des occasions de traumatisme qui pourraient conduire à des perforations.

D'autre part, il est absolument nécessaire de ne laisser prendre d'abord que des aliments d'une digestion facile.

Aussi la progression à peu près universellement admise est-elle la suivante : potages sans pain, tapioca, semoule, œufs à la coque frais, crus ou très peu cuits ; puis purées, viandes blanches ; poissons, poulet, viandes rouges finement hachées; enfin, en dernier lieu, le pain, qui plus encore que les aliments précédents, devra être l'objet d'une longue et minutieuse mastication.

Quels jours et d'après quelles règles doit-on donner chacun des aliments précédents ? C'est en cela que diffèrent les pratiques particulières et on trouvera plus loin l'exposé de quelques-unes d'entre elles.

Une loi générale, sur laquelle tout le monde s'accorde, est une surveillance très serrée du régime alimentaire de cette période de convalescence.

Rien ne doit être laissé au hasard.

Le médecin entrera dans tous les détails du régime, réglera la date du début de l'alimentation, la quantité et la qualité de chacun des repas, les heures et les intervalles de ces repas. C'est la température et l'état de la langue qui le guideront pour permettre au malade, que la faim tourmente, une alimentation plus abondante ; il veillera au fonctionnement régulier de l'intestin, prêt à lutter contre la constipation qui se produit si facilement pendant la convalescence. Il suspendrait d'ailleurs immédiatement l'alimentation solide si la langue redevenait saburrale et si la température remontait, à moins qu'une petite complication évidente ne démontrât la cause de l'ascension thermique ; l'entourage du malade ne saurait recevoir de recommandations trop sévères au sujet de l'exécution rigoureuse des prescriptions alimentaires.

§ 4. — Pratique de quelques auteurs.

1° Méthode de M. le Professeur A. Robin

Voici la méthode que conseille Albert Robin dans un travail très remarquable sur le traitement des complications et de la convalescence de la typhoïde. « Dès que les températures du soir et du matin sont tombées au-dessous de 38°, donnez chaque jour deux potages au tapioca ou à la semoule, ou encore une panade. Au bout de deux jours, si les décharges urinaires sont terminées, ajoutez à la soupe un œuf sans pain et un peu de gelée de viande. Le quatrième jour, augmentez la quantité de gelée ou de jus de viande et donnez en plus de 3 à 6 petites huîtres et quelques pruneaux bien cuits à titre de dessert. Le cinquième jour, permettez du poisson léger, comme le merlan, et une pomme cuite, dont le convalescent se gardera bien de manger les pépins. Enfin, du sixième au huitième jour, autorisez la côtelette, cet objet d'ambition pour l'affamé qui relève de la fièvre typhoïde. » (Germain Sée : *Régime alimentaire*, p. 391.)

2° Méthode de M. le Professeur Chantemesse

Dans le cours de la maladie et de la convalescence, il est prudent de ne donner aux patients que du lait pur bouilli fraîchement après la traite pour éviter les désordres intestinaux que le lait altéré provoque si facilement.

Au début de la convalescence, on augmentera la quantité de bouillon prise par le malade.

Puis quand la température matinale sera au-dessous de 37° le matin et à peine au-dessus le soir, on ajoutera au bouillon du tapioca, de la semoule bien cuits ; on pourra même, si la sensation de faim est trop vive, donner une petite quantité de fruits bien cuits qui seront dépouillés de leurs graines. Si la digestion est normale, on arrive en deux ou trois jours à l'œuf peu cuit et sans pain, puis à une noix de côtelette. La boisson se composera, suivant le désir du patient, de bière légère ou de vin blanc coupé d'eau ; le café sera pris avec avantage.

L'alimentation deviendra plus rapidement réparatrice chez les enfants qui ont grandi démesurément dans le cours de la maladie et qui, au moment de la convalescence, sont réduits à l'état squelettique. Une nourriture plus substantielle sera autorisée de bonne heure, à la condition que la tolérance digestive de l'enfant soit surveillée avec la plus vive attention. (Chantemesse. Art. Fièvre typhoïde. *Traité de médecine.*)

3° Méthode de Brand

Dès que la fièvre commence à baisser, lorsque le typhique entre dans la période d'apyrexie relative, aux aliments liquides donnés jusqu'alors méthodiquement au malade après chaque bain (lait, bouillon de bœuf, de veau, de poulet, bouillon américain, café et thé au lait), on ajoute graduellement d'autres aliments un peu plus substantiels : potages sans pain, semoule, tapioca, panades, chocolat à l'eau, laits de poule, œufs frais à la coque crus ou très peu cuits, jus de viande dégraissé. On peut donner ainsi deux, trois et même quatre œufs dans les 24 heures, même pendant la période d'apyrexie relative.

Dès que la fièvre est depuis deux jours au moins au-dessous de 38°,5, on permettra quelques aliments solides en six à huit petits repas par 24 heures (blanc de poulet rôti, quelques tranches de pain dans du lait ou du bouillon) ; puis on ajoute poissons maigres frits et dépouillés soigneusement des arêtes et de la peau, riz de veau, cervelles frites, viande de bœuf très peu cuite, finement hachée ou pulpée dans du bouillon. S'abstenir de substances grasses qui sont encore mal digérées.

Lorsque, depuis deux ou trois jours, la température est matin et soir tout à fait normale, on peut donner un peu plus de pain, des viandes blanches, de la viande de bœuf ou de mouton rôtie et quelques légumes très cuits. (Tripier et Bouveret.)

4° Méthode de M. Merklen

« Jusqu'à l'apyrexie définitive, le typhique n'a pris que des aliments liquides et de légers potages sans pain ; l'alimentation solide peut être commencée quand la température, étant normale, le pouls ralenti et la langue nette, le malade demande à manger. On lui donnera d'abord un œuf à la coque par jour, en dehors du lait et des potages ; un peu plus tard, du poisson bouilli ou frit et dépouillé de la peau (sole, merlan, truite), puis de la cervelle, du blanc de poulet, de la viande de bœuf peu cuite, hachée et délayée dans du bouillon, enfin de la côtelette d'agneau, de mouton, tout cela en petite quantité; les légumes et les grosses viandes de boucherie ne viendront qu'à la fin. Quant au pain, il pourra être permis à partir du cinquième ou sixième jour de la convalescence, mais par fractions minimes, d'abord données une fois par jour seulement, et en recommandant au malade une mastication prolongée. Les graisses, les aliments de digestion difficile, les fruits à pépins seront proscrits... Si le malade est très affaibli, on pourra lui donner deux fois par jour, après ses petits repas, un verre à liqueur de vin de quinquina. Il boira aux repas de l'eau rougie, ou du vin blanc de Bordeaux additionné d'eau d'Evian ou d'une eau minérale gazeuse. Certains convalescents ne supportent pas le vin, qui peut être remplacé par du grog. » (Merklen.)

5° Méthode de Marfan chez l'enfant

Lorsque l'apyrexie est obtenue, on ne doit pas tout de suite donner des aliments solides ; on se bornera d'abord à des potages légers ; ce n'est qu'une semaine après la chute définitive de la fièvre qu'on donnera un œuf à la coque à peine cuit ; si cet aliment est bien supporté, on y ajoutera une très petite quantité de viande et l'alimentation sera reprise graduellement. (Marfan : *Traité des maladies de l'enfance.*)

6° Méthode de M. le Professeur Hayem

Dans le service du Professeur Hayem, on commence l'alimentation plus tard encore que ne le fait M. Marfan. M. Marfan permet des potages dès l'apyrexie, un œuf le huitième jour : à la clinique de l'hôpital Saint-Antoine, on ne laisse prendre des potages que dix jours après l'apyrexie complète. Le lendemain on donne le premier œuf ; le douzième jour d'apyrexie on administre de la viande. On voit que, si on tarde davantage à commencer l'alimentation, on arrive, en revanche, très rapidement à donner de la viande.

7° Méthode du Dr Béclère

Dans le service de M. Béclère, on commence à donner des potages dès que la température, au voisinage de 37° le matin, ne dépasse pas 38° le soir ; deux ou trois jours après on permet les œufs frais peu cuits ; dès que le malade arrive à l'hypothermie on autorise la viande hachée dans du bouillon et des purées.

Enfin, vers le cinq ou sixième jour de convalescence, on donne du pain en recommandant au malade de mâcher avec la plus méticuleuse lenteur.

8° Méthode du Dr Siredey

Dans le service du Dr Siredey on attend plus longtemps avant de permettre même des potages. On n'autorise les potages soigneusement dégraissés que vers le cinquième jour de la convalescence. Trois jours après, on donne un œuf peu cuit, un seul par jour. Deux jours après, c'est-à-dire vers le dixième jour, on donne deux œufs, puis trois. Enfin on n'administre de la viande et du pain que vers le treizième jour, alors que la rechute est tout à fait exceptionnelle.

9° Pratique conseillée par M. Lyon

Dès le retour à l'apyrexie, potages au tapioca ou à la semoule ou panades soigneusement passées.

Au bout de deux jours d'apyrexie absolue, on pourra

permettre un œuf sans pain et un peu de gelée de viande, ou bien une petite quantité de viande crue râpée passée sur un fin tamis et incorporée dans un potage au tapioca. La première ration de viande crue ne pourra pas dépasser 50 grammes. Si elle est bien tolérée, on pourra la doubler le lendemain, et le quatrième ou cinquième jour on laissera prendre un ou deux œufs, toujours sans pain, 100 ou 150 grammes de viande crue et quelques huîtres.

Du sixième au huitième jour, on autorise le poisson léger, les pruneaux cuits, la pomme cuite, débarrassée de ses pépins. Comme boisson, le vieux vin de Bordeaux ou de Bourgogne. Le huitième jour, on permettra la côtelette et enfin la mie de pain.

OBSERVATIONS

Observation I (personnelle, résumée). — *Fièvre typhoïde. — Albuminurie. — Alimentation tardive. — Retour de l'albuminurie. — Urémie. — Éclampsie.*

La nommée Augustine B..., 43 ans, caissière, entre le 3 octobre 1899 au n° 2 de la salle Chomel, à l'hôpital Saint-Antoine, service du docteur Siredey.

Antécédents. — Scarlatine et albumine à 15 ans. — Elle est au 12e jour d'une fièvre typhoïde d'intensité moyenne ; sa température oscille entre 39°,5 et 40° ; le pouls est à 88 ; légère diarrhée ; éruption abondante de taches rosées — séro-diagnostic positif. — Aux deux bases des poumons, on trouve une large zone de congestion plus intense qu'on ne l'observe d'ordinaire. La langue est complètement rôtie ; les urines roses sont fortement albumineuses. — En dehors de phénomènes pulmonaires, bronchite et congestion, plus marqués que d'habitude, l'évolution se fait normalement ; la période de défervescence succédant au stade amphibole dure six jours ; la température atteint pour la première fois 37° le 16 octobre. Mais le soir le thermomètre marque encore 38°,5. Les trois jours suivants la température oscille entre 37° et 38°,5. Les poumons sont pleins de râles sibilants disséminés ; les urines, plus abondantes, sont toujours légèrement albumineuses. Le régime lacté absolu exclusif est continué. On fait ventouser la malade tous les deux jours. Le 24 la température atteint définitivement 37°. Traces d'albumine. — Régime lacté ; le 26, disparition de l'albumine ; le 28, on donne des potages. — Pas d'albumine les jours suivants ; le 30, on permet les œufs ; le 2 novembre, poulet et œufs ; l'alimentation est progressivement augmentée les jours suivants ; — le 5, on donne du pain ; — le 10 et le 11, la malade se plaint de céphalée assez marquée, la langue est un peu sale ; il y a un peu de constipation : on administre un purgatif. — Le 12, troubles de la vue, on examine les urines où on retrouve de l'albumine en quantité très marquée ; la malade est remise au lait, mais, dans la journée, éclate une crise de convulsions urémiques qui se reproduit deux fois dans la nuit et une fois encore le jour suivant ; dans l'intervalle, la malade est dans le coma presque complet. — On pratique la saignée ; le 14, la malade sort peu à peu de son coma, les phénomènes s'améliorent progressivement. Elle reste encore un mois soumise au régime lacté. Quand elle quitte l'hôpital, elle conserve des traces d'albumine.

Observation II (personnelle, résumée). — *Alimentation tardive. — Rechute.*

Marie Cop..., domestique, 21 ans, entre le 24 août salle Chomel, service du Dr Siredey. Elle est malade depuis quinze jours. La température est de 40° à l'entrée ; elle présente des taches rosées ; séro-diagnostic positif. Bains ; régime lacté ; défervescence terminée le 2 septembre ; pas d'hypothermie les jours suivants ; le pouls, qui était à 100 pendant la maladie, reste encore à 76 ; les urines augmentent sans qu'il y ait polyurie marquée. Potages le 7 ; œufs le 10 septembre. Poulet le 15 septembre.

Le 17, la température monte à 38° ; 38°,5 le 18 au soir ; 39°,2 le 19 ; le 20, la température atteint 39°,8. Le régime lacté a été institué de nouveau dès le second jour d'ascension thermique. Cette rechute évolue classiquement et dure dix-sept jours ; le 4 octobre le thermomètre est redescendu à 37°. Cette fois on attend moins longtemps avant d'alimenter, on donne des potages dès le lendemain, et des œufs deux jours après ; le 8, poulet ; le 9, pain.

La convalescence se fait sans incident et la malade part pour le Vésinet bien portante.

Observation III (personnelle, résumée). — *Alimentation tardive. — Rechute.*

Marie L..., domestique, 22 ans, entre au n° 1 de la salle Chomel le 11 septembre 1899.

Elle est malade depuis huit jours. Le 12, la température est de 40° le soir ; 39°,4 le matin ; le pouls est à 112. Taches rosées ; séro-diagnostic positif. Bains et régime lacté. 3 litres de lait. La défervescence commence le 17 ; elle est complète le 23.

Le 29, on commence à donner des potages.

Le 2 octobre, un œuf ; le 3, la température commence à remonter ; trois jours après, le thermomètre marque 39°,5. L'alimentation a été supprimée, on donne de nouveau des bains. Défervescence progressive à partir du 14 octobre ; le 19, la température est retombée à 37° ; on fait prendre des potages ; des œufs deux jours après ; le 24, du poulet et un peu de pain ; des viandes hachées les jours suivants. La malade part pour le Vésinet, guérie, le 5 novembre, soumise au régime alimentaire commun (4e dégré).

Observation IV (personnelle, résumée). — *Fièvre typhoïde très grave. — Rechute au bout de six jours. — L'alimentation avait été composée, dans la période apyrétique intermédiaire, de lait, de potages gras et d'œufs à la coque.*

Jules C..., jardinier, âgé de 26 ans, entre le 10 août 1899 dans le service de M. le Dr Béclère, à l'hôpital Saint-Antoine, salle Marjolin, n° 10.

Début de la maladie, huit jours avant l'entrée.

Le malade est dans un état de stupeur profonde. Il a la langue sèche, une céphalée intense, une diarrhée abondante. Taches rosées. Douleur abdominale à la pression. Rate volumineuse.

Séro-diagnostic positif.

On donne des bains froids.

Pendant dix jours, la température reste en plateau avec rémission matinale d'un degré ou d'un demi-degré. Elle est toujours supérieure à 39° et atteint 40°,5. Délire nocturne puis diurne très violent. Signes de myocardite. Albumine dans l'urine.

Pendant cinq jours, du 21 août au 26 août, grandes oscillations.

Le 26 août, le malade va beaucoup mieux. Température 37°,3 le matin, 38° le soir.

Le 27, 37° le matin, 37°,5 le soir. Pas d'albumine dans l'urine.

On donne des potages gras.

Le 28. Température : 37° le matin, 37°,5 le soir. Potages au vermicelle.

Le 29. Température : 37°,5 le matin, 37°,2 le soir. Deux potages et un œuf à la coque.

Le 30. Température : 36°,7 le matin, 37° le soir. Trois potages et deux œufs a la coque.

Le 31. Température : 36°,8 le matin, 37° le soir. Trois potages, Quatre œufs à la coque.

Le 1er septembre, température : 37° le matin, 38°,3 le soir. On cesse l'alimentation à l'exclusion du lait.

Le malade fait une rechute qui dure douze jours, d'une gravité au moins égale à la première attaque.

Dès que la température descend au-dessous de 37°,5 le soir, on recommence à donner des potages, des œufs, des purées. On arrive à la viande hachée menue et au pain bien mastiqué en une dizaine de jours. Pas de nouvelle rechute.

L'albumine, qui avait reparu pendant ia rechute, disparaît définitivement à la défervescence.

Le malade est au 4e degré le 27 septembre. Il sort guéri le 4 octobre.

Observation V (personnelle, résumée). — *Fièvre typhoïde bénigne. — Rechute nerveuse cinq jours après la défervescence complète. L'alimentation pendant la période intermédiaire, avait été composée de lait, d'œufs, potages, purées, viande hachée dans du bouillon.*

Louis V...., ébéniste, âgé de 20 ans, entre le 3 septembre 1899, salle Marjolin, n° 4, dans le service du Dr Béclère, à Saint-Antoine.

La maladie date de dix jours environ.

Le séro-diagnostic est positif.

L'état général est peu atteint. Pas d'albumine dans l'urine.

On ne donne pas de bains. Régime lacté. 4 litres environ par jour.

Le 10 septembre. Température : 37° le matin, 37°,4 le soir. Le malade réclame à manger à grands cris. On lui donne deux potages et un œuf à la coque.

Le 11. Température : 37° le matin, 37°,5 le soir. Trois potages. Deux œufs à la coque.

Le 12. Température : 36°,6 le matin, 37°,2 le soir. Trois potages. Trois œufs à la coque. Purées. Viande pulpée, 60 grammes.

Le 13. Température : 36°,5 le matin, 37° le soir. Trois potages. Purées. Trois œufs.

Viande pulpée, 80 grammes.

Le 14. Rechute. On cesse toute autre alimentation que le lait. La rechute dure cinq jours.

Le 20, on recommence à donner des potages et des œufs.

Le 27, le malade est au deuxième degré.

Le 5 octobre, quatrième degré.

Le 10, il sort guéri.

Observation VI (personnelle, résumée). — *Fièvre typhoïde d'intensité moyenne. — Rechute au bout de dix jours. — Alimentation intermédiaire : Œufs, potages, purées, viande hachée.*

Charles D..., palefrenier, âgé de 22 ans, entre le 1er juillet 1899 dans le service de M. le Dr Béclère, salle Marjolin, n° 1, hôpital Saint-Antoine.

Fièvre typhoïde datant de cinq jours. Séro-diagnostic positif. Pas d'albumine dans l'urine.

Température élevée, entre 39° et 40°. Bon état général. On donne des bains froids.

Trois litres de lait par jour, plus un pot de limonade.

Le 18 juillet la température, qui a subi de grandes oscillations les derniers jours dans sa courbe générale, est de 37°,2 le matin, 37°,8 le soir. Un potage au vermicelle.

Le 19. Température : 36°,5 le matin, 37°,2 le soir. Deux potages, un œuf à la coque.

L'apyrexie persiste pendant huit jours. On arrive à donner trois potages, deux œufs, des purées, 120 grammes de viande hachée.

Rechute le 28 juillet. On cesse l'alimentation. La rechute dure huit jours. On reprend alors l'alimentation progressivement, comme précédemment (5 août).

Le 15 août, le malade est au deuxième degré. Le 22 août, il est au quatrième degré. Il sort le 2 septembre, guéri.

CONCLUSIONS

I. — Pendant la période fébrile, deux pratiques se trouvent en présence :

L'une, de beaucoup la plus répandue et universellement adoptée en France, consiste à alimenter les malades à l'aide de substances exclusivement liquides.

Dans l'autre, préconisée à l'étranger, on leur fait prendre des aliments solides et bien divisés. Son innocuité et sa valeur semblent encore insuffisamment démontrées.

II. — Pendant la convalescence, les uns veulent alimenter de bonne heure, attendant à peine l'apyrexie et pressés de nourrir le typhique épuisé par une longue période fébrile.

Les autres, craignant l'éventualité des rechutes et surtout des perforations, diffèrent un temps variable, jusqu'au dixième jour de l'apyrexie, avant de donner même des potages.

Aucune méthode ne semble mettre complètement à l'abri des rechutes.

Tout le monde s'accorde pour alimenter en suivant certaines règles, allant progressivement et avec précaution, n'arrivant que par étapes au régime alimentaire commun. Certaines complications de la convalescence contre-indiquent formellement l'alimentation. Il faut les prévoir pour revenir à temps au régime lacté.

INDEX BIBLIOGRAPHIQUE

Arnould. — Fièvre typhoïde. *Dictionnaire encyclopédique des sciences médicales.*

Balestre. — *Du rôle de l'inanition dans la pathologie.* Thèse d'agrégation, 19 mars 1875. Paris.

Barrs. — Plaidoyer pour un régime moins sévère dans la fièvre typhoïde. *Brit. med. j.*, 16 janv. 1897.

Beatty. — Le traitement diététique de la fièvre typhoïde. *Dublin journ. of med. sc.*, p. 361, mai 1892.

Bouchard. — Rôle de la débilité nerveuse dans la production de la fièvre. *Congrès de Rome*, 30 mars 1894. *Semaine médicale*, 1894, p. 153.

Bouchardat. — *De l'alimentation insuffisante.* Paris, 1852.

Bouchoniew. — Sur l'alimentation des typhiques. *Vracht*, 4 juillet 1898.

Brouardel et **Gilbert**. — *Traité de médecine et thérapeutique*, 1895, t. II.

Broussais. — *Traité de physiologie pathologique*, 1825.

Brown. — *Elementa medicinæ.* Trad. Fouquier, 1805.

Bruel. — *De l'alimentation dans les maladies.* Paris, 1862.

Chantemesse. — Art. Fièvre typhoïde du *Traité de Médecine* de Charcot, Bouchard et Brissaud.

Chossat. — *Recherches expérimentales sur l'inanition.* Paris, 1843.

Dujardin-Beaumetz. — *Leçons de clinique thérapeutique*, 1891.

Ewart. — Nourriture dans la fièvre typhoïde. *Bul. méd. j.*, 1er mai 1897.

Fonssagrives. — *Régime alimentaire des malades, des cachectiques, et des valétudinaires.* Paris, 1867.

Garcin, — *De la perforation intestinale dans les rechutes de la fièvre typhoïde.* Thèse de Lyon.

Gournitzki. — La suralimentation des typhiques. *Vracth*, 1899, n° 38.

Grancher. — Quelques complications de la fièvre typhoïde. *Bulletin médical*, 5 octobre 1892.

Graves. — *Leçons de clinique médicale.* Trad. Jaccoud. Paris, 1863.

Griesinger. — *Traité des maladies infectieuses.* Art : Traitement diététique général. Paris, 1868.

Hippocrate. — *Du régime dans les maladies aiguës.* Œuvres complètes, trad. Littré.

Huxham. — *Essai sur les fièvres.* Paris, 1865.

Jaccoud. — Rechutes dans la fièvre typhoïde. *Abeille médicale*, 18 septembre 1897.

Klemperer. — Du régime alimentaire des fébricitants. *S. de médecine interne de Berlin*, 16 janvier 1899.

— De l'alimentation rectale dans la fièvre typhoïde. *Semaine médicale*, année 1878, p. 311.

— De l'alimentation des typhiques par la voie rectale. *Semaine médicale*, année 1897, page CXXX.

Le Gendre. — *Thérapeutique de la fièvre typhoïde.* Paris, 1895.

Luton. — *De la diète hydrique dans la fièvre typhoïde.* Paris, 1880.

Lyon. — *Clinique thérapeutique.* Art. : Fièvre typhoïde. Paris, 1895.

Maillart. — Sur le traitement de la fièvre typhoïde par l'eau ingérée en boissons abondantes. *Revue de méd.*, nov. 1894.

Manquat. — *Traité de thérapeutique*, t. I. Paris, 1895.

Marfan. — *Traité des maladies de l'enfance.* Art. Fièvre typhoïde, t. I. Paris, 1897.

Marrotte. — *Du régime dans les maladies aiguës.* Bruxelles, 1859.

Merklen. — Traitement de la fièvre typhoïde. *Traité de médecine et de thérapeutique appliquée*, fasc. IV.

Monneret. — De l'alimentation comme moyen curatif dans le traitement de la fièvre typhoïde. *Bulletin de thérap.*, 1860.

Murchison. — *La fièvre typhoïde.* Trad. Lutaud. Paris, 1876.

Oré. — *Nouveau dictionnaire de méd. et de chirurgie pratiques*, t. I, 1864.

Podakowski. — Sur la fréquence des rechutes dans la fièvre typhoïde. *Gaz. méd. de Botkine*, 1893.

Potain. — La fièvre dans la convalescence de la dothiénentérie. *Semaine méd.*, 19 avril 1899.

Puritz. — De l'alimentation abondante dans la fièvre typhoïde. *Archives f. pathol. anat. u. physiol.*, CXXXL, 2, 1893.

Renard. — *Alimentation et toniques dans la fièvre typhoïde.* Thèse de Strasbourg, 1861.

Robin (Albert). — *Leçons de clinique et thérapeutique médicales*, recueillies par Juhel-Rénoy. Paris, 1887.

— *Traité de thérapeutique*, fasc. IV. Paris, 1896.

Romme. — A propos du traitement de la fièvre typhoïde. *Gaz. hebdom. de Paris*, 11 novembre 1894.

Sée (Germain). — *Régime alimentaire.* Paris, 1887.

Shatteck. — Le régime dans la fièvre typhoïde *J. Amer. med. Ass.*, 10 juillet 1897.

Stewart. — *Rechute dans la fièvre typhoïde*, mars 1874.
Tripier et **Bouveret.** — *La fièvre typhoïde traitée par les bains froids.* Paris, 1886.
Trousseau. — *Clinique médicale de l'Hôtel-Dieu*, 2e édition. Paris, 1865.
Yule. — Traitement de la fièvre typhoïde par le lait. *Med. Times and Gaz.*, 1870.

IMPRIMERIE A.-G. LEMALE, HAVRE

www.ingramcontent.com/pod-product-compliance
Ingram Content Group UK Ltd.
Pitfield, Milton Keynes, MK11 3LW, UK
UKHW012104240726
13965UKWH00004B/1528